BEI GRIN MACHT SICH IHR WISSEN BEZAHLT

AF173294

- Wir veröffentlichen Ihre Hausarbeit,
  Bachelor- und Masterarbeit

- Ihr eigenes eBook und Buch -
  weltweit in allen wichtigen Shops

- Verdienen Sie an jedem Verkauf

Jetzt bei www.GRIN.com hochladen und kostenlos publizieren

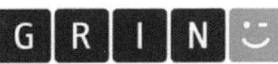

Bibliografische Information der Deutschen Nationalbibliothek:

Die Deutsche Bibliothek verzeichnet diese Publikation in der Deutschen National-
bibliografie; detaillierte bibliografische Daten sind im Internet über http://dnb.d-
nb.de/ abrufbar.

Impressum:

Copyright © 2016 GRIN Verlag, Open Publishing GmbH
Druck und Bindung: Books on Demand GmbH, Norderstedt Germany
ISBN: 9783668218598

Dieses Buch bei GRIN:

http://www.grin.com/de/e-book/322714/strukturmerkmale-und-gestaltungsprinzi-
pien-des-britischen-gesundheitssystems

Domenic Sommer

Strukturmerkmale und Gestaltungsprinzipien des britischen Gesundheitssystems und des nationalen Gesundheitsdiensts (NHS)

GRIN Verlag

Hausarbeit

Großbritannien:
Das britische Gesundheitssystem
mit seinem nationalen Gesundheitsdienst (NHS)

Vorgelegt an der Fakultät Gesundheits- und Pflegewissenschaften
im Rahmen des Moduls GPW 130: „internationale Gesundheitssysteme".

Von Domenic Sommer
Zwickau, den 07.04.2016

Inhaltsverzeichnis

1 Einleitung

Im deutschen Gesundheitswesen arbeiten mehr als 12% aller Erwerbstätigen. Mit 5,2 Millionen Beschäftigten ist die Gesundheitswirtschaft ein Beschäftigungs- und Wachstumsmotor. (Bundesministerium für Gesundheit 2016) In England es ähnlich. Der Sektor ist in anderen Ländern ebenfalls personalintensiv und kann zu den größten Wirtschaftszweigen mitteleuropäischer Länder gezählt werden (Schulenburg und Greiner 2013, S. III (Vorwort)). Durch den demografischen Wandel werden Gesundheitssysteme in Europa in Zukunft einen noch wichtigeren Platz einnehmen, da auch Länder wie Deutschland und England von einer Bevölkerungsstagnation und höheren Lebenserwartungen, sowie steigender Anteile über 65-Jähriger betroffen sind (Kröhnert et al. 2008, S. 2; European Union 2015, S. 8). Im Jahr 2015 lag der Anteil der Gesamtgesundheitsausgaben am Bruttoinlandsprodukt (BIP) im Länderdurchschnitt bereits bei 8,9 % (OECD 2015, S. 169). Diese Zahl zeigt die Bedeutung der Gesundheitsbranche. Zwischen den Ländern, innerhalb der Europäischen Union (EU), gibt es aber sehr unterschiedliche Ausgaben für Gesundheit. Bei den Gesundheitsausgaben pro Kopf liegt Großbritannien im EU-Vergleich derzeit auf Platz 19, also unter dem OECD-Durchschnitt. Zum Vergleich: Spitzenreiter ist die USA und Deutschland folgt auf Platz 6. (OECD 2015, S. 165) Weiterhin ist die Ausgabenentwicklung im vereinigten Königreich im Vergleich zu Deutschland eher moderater. (Wendt 2013, S. 114) In Zukunft ist anzunehmen, dass die Ausgaben in beiden Systemen weiter steigen. (Schulenburg und Greiner 2013, S. 29). So zeigt ein Trend im OECD Durchschnitt zwar eine leichte Stagnation bei Medikationsausgaben, dennoch sind steigende öffentliche und Gesamtgesundheitsausgaben bis heute zu beobachten und in Zukunft zu erwarten. (OECD 2015, S. 170) Weiterhin bestehen noch große Differenzen bei den Systemen selbst und der Versorgungsqualität (Bjornberg 2016, S. 23). In Zukunft wird sich das Gesundheitswesen aber auf EU-Ebene Schritt für Schritt stärker harmonisieren. (Schölkopf und Pressel 2014, S. 269)

In meiner Hausarbeit wird sich auf Großbritannien beschränkt, da es Unterschiede mit Schottland, Wales und Nordirland gibt. Insgesamt ähneln sich die Systeme, jedoch haben Sie eigene Zuständigkeiten für das Gesundheitswesen. (WHO Regional Office for Europe 2011, S. 21) Dies liegt bei den an die Länder abgegebene Kompetenzen und unterschiedlichen Trägersystemen (Baek 2010, S. 153). Gerade das britische System mit seinem nationalen Gesundheitsdienst (NHS) wurde für die folgenden Arbeit ausgewählt, da es oft als eines der effizientesten der Welt dargestellt wird (Davis et al. 2014, S. 7). Weithin hat das durch den Staat geprägte System, neben einem ordentlichen Leistungsumfang ein hohes Ansehen in der Bevölkerung, trotz vielen Rationalisierungsmaßnahmen (Schulenburg und

Greiner 2013, S. 79). Das britische System sollte näher betrachten werden, um Lösungen bezüglich Kostendämpfung zu erkennen, Vor- und Nachteil verschiedener Systeme abzuwägen und Inspirationen für die eigene Gesundheitspolitik zu finden. In der vorliegenden Hausarbeit ist es daher das Ziel, die wesentlichen Strukturmerkmale und Gestaltungsprinzipien des britischen Gesundheitssystems zu erläutern und unter anderem die Versorgung und Finanzierung zu verdeutlichen. Stärken, sowie Schwächen sollen identifiziert und abschließend im Fazit Entwicklungsmöglichkeiten für das deutsche Gesundheitssystem abgeleitet werden. Die in der Arbeit behandelten Themen orientieren sich an den Gesundheitssystemkomponenten (Lauterbach et al. 2013), den Merkmalen von Gesundheitssystemen (Schulenburg und Greiner 2013, S. 52) und den Dimensionen für den Vergleich von Gesundheitssystemen (Wendt 2013, S. 72). Nach einem theoretischen Hintergrund und einer kurzen Einführung in die Geschichte des NHS soll hauptsächlich auf den Patientenzugang, die Absicherung im Krankheitsfall, die Finanzierung sowie die Organisation und Steuerung der Versorgung eingegangen werden. (Vgl. Dimensionen, Wendt 2013, S. 75)

2 Hintergrund: Gesundheitssysteme

Um ein spezifisches Gesundheitssystem zu erläutern, ist es notwendig dessen allgemein-gültige Merkmale zu verdeutlichen. Im Folgenden wird zwischen Gesundheitsversorgung, Gesundheitssystem und Gesundheitswesen unterschieden. Anschließend werden Idealty-pen der Gesundheitssysteme vorgestellt und Vergleichsmöglichkeiten aufgezeigt.

Krankenversorgung meint die „Betreuung, Pflege, Diagnose, Behandlung, Rehabilitation und Nachsorge" von Kranken. Gesundheitsversorgung umfasst neben der Versorgung auch Prävention und Gesundheitsförderung. (Bundesärztekammer 2004, S. 1) Gesund-heitssysteme dagegen umfassen die „Gesamtheit der Normen, Institutionen und Personen, die sich mit der Versorgung der Bevölkerung mit Gesundheitsleistungen befassen." (Schulenburg und Greiner 2013, S. 52). Kennzeichen sind die Erbringung von Gesundheits-leistungen, Ermöglichung dieser Erbringung und die Steuerung aller Bereiche zum Zwecke der Gesundheit (WHO Regional Office for Europe 2011, S. 4). Das Verständnis der WHO zeigt, dass Gesundheitssysteme über die Gesundheitsversorgung hinausreichen. Gesund-heitssysteme sind immer das Zusammenwirken von Staat, Markt- und Netzwerkstrukturen (Wendt 2013, S. 73). Laut den verschiedenen Definitionen haben Staaten ein primäres In-teresse an adäquater Gesundheitsversorgung der Bevölkerung (WHO 2010, S. 8; Wendt 2013, S. 51; Schölkopf und Pressel 2014, S. 3). Eine „herausragende Bedeutung des Staa-tes [...] ist unstrittig." (Schulenburg und Greiner 2013, S. 2). Der Staat trägt Mitverantwor-tung und die Rolle der Maßnahmensteuerung mit dem Ziel die Gesundheit der Bevölkerung zu erhalten, zu fördern oder wiederherzustellen (WHO Regional Office for Europe 2011). So ist die Organisation von Gesundheitssystemen oft ein öffentliches System und es wird von „wohlfahrtsstaatlichen Institutionen" gesprochen (Wendt 2013, S. 72). Der Staat darf aber trotz seiner Systembedeutung nicht als reiner Korrektor verstanden werden (Wendt 2013, S. 73). Es müssen auch die Märkte selbst, mit den drei Akteuren Patient (Versicher-ter), Leistungserbringer und Versicherer berücksichtigt werden. Der entstandene Gesund-heitsmarkt ist ein enormer Wirtschaftsfaktor. Es wird daher auch von der Gesundheitswirt-schaft gesprochen (vfa 2010). Der Begriff Gesundheitswesen dagegen meint die gesamte Branche, die gesundheitliche Gefahren und Krankheiten abwehrt (Busse et al. 2010, S. 1). Gesundheitssysteme beziehen sich eher auf die Strukturen (Schwartz et al. 2003, S. 518). Gesundheitssysteme können komplex sein, da sie bspw. Regulierung benötigen (Wendt 2013, S. 101). So findet einen fortwährender Wandel statt und die Systeme organisieren sich innerhalb politischer Grenzen, sind also auf ein Land beschränkt. (Preusker 2010, S. 506). Es existieren je Land verschiedene Gestaltungen (Schölkopf und Pressel 2014, S. 3).

Nach Wendt gibt es unterschiedliche wohlfahrtsstaatliche Regime und es lässt sich zwischen den Dimensionen Fürsorge, (Sozial-) Versicherung und (Staatsbürger-) Versorgung unterscheiden. In diese Prinzipien lassen sich Systeme einordnen, denn sie dienen „als unpolitische Organisationsprinzipien für die Bereitstellung von sozialen Leistungen" (Wendt 2013, S. 75, 44). Das Fürsorgeprinzip spielt heute weniger eine Rolle, da überwiegend Versorgungs- und Versicherungssysteme existieren (Wendt 2013, S. 76, 51). Grundgedanke ist hier die minimale Absicherung von Bedürftigen (Pollert et al. 2014, S. 175). Bezüglich der Dimensionen Versorgungs- und Versicherungssysteme kann man auch anders unterscheiden. Nämlich in das Bismark-Modell, dass ein klassisches Sozialversicherungssystem ist und das Beveridge-Modell, ein idealtypisches Versorgungssystem (Schölkopf und Pressel 2014, S. 2). Das Bismark-Modell beruht auf Abgaben vom Arbeitseinkommen (Versicherungsbeiträge), das zweite Modell wird durch Steuern und Spenden finanziert (Pollert et al. 2014, S. 461). Die Sozialversicherung (Bismarck) kennzeichnet die soziale Sicherung in einer Versichertengemeinschaft, während die Staatsbürgerversorgung (Beveridge), Gesundheitsversorgung der gesamten Bevölkerung als elementares Recht zuspricht (Wendt 2013, S. 76). Jedoch sind Systematisierungen auf heutige Systeme nicht 1:1 anzuwenden, da alle Gesundheitssysteme verschiedene Aspekte aufgenommen haben (Schölkopf und Pressel 2014, S. 3; Wendt 2013, S. 75; van der Zee und Kroneman 2007). Dennoch ist Deutschland Beispiel für ein Bismarck-System, während England ein Beveridge-System, also ein Versorgungssystem mit nationalen Gesundheitsdienst (NHS) verkörpert. Die Unterscheidung in Modelle dient der allgemeinen Einordnung von Systemen, es gibt erst einmal kein Besser oder Schlechter. (Wendt 2013, S. 75; van der Zee und Kroneman 2007).

Um Gesundheitssysteme zu vergleichen ist der institutionelle Rahmen entscheidend. (Schulenburg und Greiner 2013, S. 52). Neben der Betrachtung finanzieller Aspekte spielen vor allem die Organisation der Versorgungsleistung, der Patientenzugang zum System und die Betrachtung von Schnittstellen eine entscheidende Rolle (Wendt 2013, S. 72). Möglichkeiten ein Gesundheitssystem darzustellen und zu vergleichen sind deshalb die Finanzierung (Einnahmen), die Ausgaben, der Input (Ärzte, Pflege, Betten), die Struktur (Zugang, Interaktion der Akteure) als auch die Messung des Outputs (Qualität, Zufriedenheit, Lebenserwartung) (Lauterbach et al. 2013). Dabei sollten der Bezugsrahmen und Wechselwirkungen berücksichtigt werden (Preusker 2010, S. 506). Die Interdependenz zu vergleichender Systembestandteilen zeigt sich in den „six building blocks of a health system" der WHO. Mit den „Frameworks" kann man die Leistungsfähigkeit von Gesundheitssystemen operationalisieren (WHO 2010, S. 3). Insgesamt muss bei Systemvergleichen sehr achtsam vorgegangen werden. Darum gibt es dafür auch ein extra Wissenschaftsfeld, die Gesundheitssystemforschung, die nationale Gesundheitssysteme analysiert (Wendt 2013, S. 60).

3   Das britische Gesundheitssystem: NHS

Endland hat ein Beveridge System, das auf Überlegungen von Lord Beveridge zurückzu-
führen ist. Bereits im theoretischen Hintergrund wurde erwähnt, dass solche Systeme eine
Basissicherung, sowohl für medizinische Versorgung als auch für ein garantiertes Mindest-
einkommen vorsehen (Schölkopf und Pressel 2014, S. 3). Im Folgenden sollen die wich-
tigsten Entwicklungen im britischen System, mit seinem NHS kurz verdeutlicht werden.

3.1   Geschichte: Gründung NHS & Social Care Act

Vor dem NHS, dem öffentlichen und staatlich gesteuerten Gesundheitsdienst, gab es in
England von der Bevölkerung gut genutzte „Friendly Societies" (Wendt 2013, S. 111). Diese
Versicherungsgesellschaften boten bestimmten Berufsgruppen medizinische Versorgung
durch eigene angestellte Ärzte, außerdem wurden Geldleistungen bei Krankheit, Arbeitslosigkeit und im Alter angeboten. Gegen einen vergleichsweise geringen, meist wöchentlich
zu bezahlenden, Beitrag konnten sich so vor allem Arbeiter vor den Risiken durch Krankheit
absichern. (Weinbren 2013/2014, S. 12) Somit waren bereits während zur Gründung der
deutschen gesetzlichen Krankenversicherung vier Millionen Menschen in England abgesichert. Die britischen „Societies" hatten aber auch Nachteile, so beschränkten sie sich auf
Bevölkerungsgruppen und die Ärzte waren im Einkommen und ihren Handlungen eingeschränkt (Wendt 2013, S. 111). Um die soziale Sicherheit für Alle aufrechtzuerhalten, wurde
sozialpolitisch eine Neuorientierung gefordert (Grover 2011, S. 5). Vorbereitet wurden die
Reformen maßgeblich von William Beveridge. Vorlage für einen nationalen Gesundheitsdienst waren der Beveridge-Report und ein unter Churchill formuliertes „White Paper"
(Wendt 2013, S. 112) Beveridge erfüllte damit die Forderung nach universeller sozialer Sicherung (Frevel und Dietz 2004, S. 217). Der uns heute bekannte staatliche National Health
Service (NHS) wurde aber erst 1948 unter Leitung des Gesundheitsministers Aneurin Be-
van mit dem National Health Service Act gegründet (Wendt 2013, S. 113). Neben den Zie-
len und den Grundprinzipien eines nationalen Gesundheitsdienstes wurde hier zugunsten
der Steuerfinanzierung entschieden (Schulenburg und Greiner 2013, S. 70). Die größten
Veränderung erfuhr der Krankenhaussektor, der dem NHS unterstellt wurde (Wendt 2013,
S. 113). Der britische Wohlfahrtstaat wurde insgesamt sozial & liberal. (Wendt 2013, S. 74)

Bis heute hält der „National Health Service" (NHS), auch nach fast 70 Jahren, an seinem
Grundprinzip der kostenlosen und einheitlichen Versorgung der gesamten Bevölkerung fest
und ist eine der größten zentralen Organisationen (Schulenburg und Greiner 2013, S. 69).

Trotzdem gab es immer wieder Reformen wie bspw. die Sparpolitik, während der Thatcher-Ära, aufgrund schlechter finanzieller Situation Mitte der 80er Jahre. Dies machte sich durch Bettenabbau und lange Wartelisten, teilweise bis heute, bemerkbar. Der NHS tat und tut sich schwer, Budgets einzuhalten, und die Ausgaben steigen seit der Gründung. (Grover 2011, S. 148) Dies ist ein Grund warum seitdem im NHS mehr Bestrebungen zur Kosten-kontrolle und -senkung bestehen, je nach politischem Lager aber auch ein mehr an Staats-ausgaben für den Gesundheitssektor gefordert wird. Heute lastet viel Druck auf den Ver-sorgern durch enge Budgets und zusätzlicher Belastung durch den demografischen Wan-del. So waren 2014 bereits 22% der Bevölkerung über 65 Jahre und älter (Office for Natio-nal Statistics 2015, S. 5). Die Regierung versucht den NHS auf bestehendem Kostenniveau zu halten und durch Veränderung der internen Organisationsstruktur noch effektiver zu ge-stalten. Die Ressourcen des NHS sind trotz hoher Effizienz zunehmend kritisch zu betrach-ten. Experten sprechen bis heute von chronischer Unterfinanzierung. (Carter et al. 2015). In der Geschichte kam es mehrfach zu Krisen in der Versorgung im Winter, woraufhin der „NHS Plan" ins Leben gerufen und mehr Investitionen getätigt wurden (Butler 2010).

Zuletzt wurde das System, vor allem mit Blick auf die Ressourcen, durch den Health and Social Care Act 2012 mittels einer umfassenden Neuordnung der Struktur des NHS über-arbeitet. Die Hauptelemente traten 2013 in Kraft (Timmins 2013). Diese Veränderungen stellen eine der größten Veränderungen seit der Gründung des NHS dar. Der Act ersetzte die seit 2002 bestehenden „Primary Care Trusts" durch Clinical Commissioning Groups (CCG´s) und baute ein NHS Commissioning Board auf (NHS England 2014, S. 14; Walshe et al. 2016). Die vorher bestehenden Primary Care Trusts (PCT´s) machten eine Trennung von Anbietern und Leistungseinkäufern aus. Die PCT´s kauften (mittels Verträgen) ambu-lante und stationäre Leistungen für eine bestimmte Region ein, weshalb den PCT´s eine zentrale Rolle zur Steuerung von Kosten, Qualität und Kapazitäten zugerechnet werden konnte. (Schulenburg und Greiner 2013, S. 75) Die CCG´s sind im Prinzip der gleiche An-satz, mit der Besonderheit, das private Anbieter auf den Markt kommen können (NHS Eng-land 2014, S. 14). Neben der Integration neuer Anbietern sollte der Care Act für bessere Effektivität, Rationierung und mehr Verantwortung der Beteiligten durch Budgets sorgen (Hawkes 2015). Das Gesetz sollte auch mehr Flexibilität der Leistungserbringung schaffen (O'Brien 2015, S. 7). Die dadurch geschaffene Möglichkeit der Privatisierung wird oft kriti-siert da die Sorge besteht, die breite kostenlose Versorgung dadurch einzuschränken, auch wenn es auf der Pro-Seite mehr Wettbewerb zwischen den Gesundheitsdienstleistern, Ein-richtungen und Services geschaffen hat (El-Gingihy 2013). In Zukunft wird es hier weitere Reformen geben, da schon jetzt 40% private im NHS Leistungen anbieten. Auch werden bezüglich des einfachen Versorgungszugangs Veränderungen nötig. (Hawkes 2015)

3.2   Zugang: Allgemeine Inklusion und Exklusion

Bei der Darstellung von Gesundheitssystemen lautet die erste Frage: „Wer ist abgesichert?"
(Wendt 2013, S. 75). Der Zugang ist in der Regel gesichert, wenn ausreichend Gesund-
heitsdienstleister am Markt zur Verfügung stehen und es Möglichkeiten gibt, eine medizinische Versorgung in Anspruch zu nehmen. Das Ausmaß, in dem eine Bevölkerungsgruppe
Zugang erhält, hängt von finanziellen, organisatorischen, sozialen und/oder kulturellen Bar-
rieren ab. Weiterhin kann auch die Akzeptanz der Dienste eine Rolle spielen. Eine niedrige
Akzeptanz bei angemessener Versorgung und optimalen Rahmenbedingungen führt dazu,
dass mögliche und notwendige Leistungen nicht erfolgen. (Gulliford et al. 2002) Die ange-
sprochene Inklusion und Exklusion ist komplex und kann nur beschränkt verdeutlicht werden. National gibt es starke Unterschiede, wer in Gesundheitssystemen integriert ist (Wendt
2013, S. 76). Grundsätzlich haben jedoch alle Staaten Interesse daran, möglichst viele
Menschen in Ihre Gesundheitsversorgung zu integrieren, um beispielsweise die Bindung
zum Staat als auch die soziale Sicherheit aller zu verbessern (Wendt 2013, S. 36).

In England gewährt der NHS jedem Bürger kostenfreien Zugang zu medizinischer Versorgung (Bieling und Deppe 1996, S. 75; Schölkopf und Pressel 2014, S. 15). „Jeder rechtmä-
ßig in Großbritannien lebende Bürger […] ist über den NHS beitragsfrei versichert. Lediglich
Touristen und Menschen, die Großbritannien länger als sechs Monate verlassen haben,
müssen für eine Behandlung zahlen, nicht aber für Notfallmaßnahmen. (Koll Prakoonwit
2013, S. 134) Die Versorgung ist unabhängig vom eigenen sozialen oder ökonomischen
Status. Eigenkapital ist weniger wichtig, da Gesundheitsversorgung im Sinne einens Staats-
bürgerrechts zugesprochen wird (Wendt 2013, S. 44; OECD 2015, S. 121). „Diese allgemeine Inklusion bedeutet jedoch nicht, dass dadurch auch automatisch der Zugang zu den
notwendigen Gesundheitsleistungen gewährleistet ist." (Wendt 2013, S. 76). Auch das Leistungsniveau muss betrachtet werden (Wendt 2013, S. 77). Das Leistungsniveau ist in Großbritannien grundsätzlich hoch. Selbstbeteiligungen sind begrenzt und relativ gering (Frevel
und Dietz 2004, S. 217). Es existieren auch ausreichend Leistungserbringer. Manche Leistungen sind jedoch nicht verfügbar, da gibt es dank der europäischen Krankenversicher-
tenkarte die Möglichkeit Versorger in der EU in wahrzunehmen. (Schölkopf und Pressel
2014, S. 252; Department of Health und NHS 2015, S. 3). Ungleichheit bezüglich des Pati-
entenzugangs bestehen aber trotzdem. So werden Personen mit privaten Zusatzversicherung bevorzugt, indem diese mehr Leistungen in Anspruch nehmen und Wartezeiten durch
die Wahl von Privatkliniken verkürzen können. Dies ist problematisch, da Ungleichheiten
Brennpunkte sind (Wendt 2013, S. 77). Auch gibt es Rationierungsmaßnahmen, die Leistungen für Ältere einschränken oder verweigern (Schulenburg und Greiner 2013, S. 78).

3.3 Finanzierung

Der Gesundheitssektor in GB erhält etwa 107 Mrd. Pfund im Jahr, was etwas über 136 Mrd. entspricht (NHS England 2014, S. 10). Diese Ausgaben werden weiter steigen (Wendt 2013, S. 81). Ein erheblicher Anstieg ist schon jetzt zu konstatieren (Schölkopf und Pressel 2014, S. 14). So stiegen die Pro-Kopf-Gesundheitsausgaben laut OECD von 2000 bis 2013 in England von 890 £ um 115% auf 1.912 £. Von einer Kostenexplosion darf jedoch nicht gesprochen werden, höchstens von Finanzierungskrisen (Wendt 2013, S. 308). Die Ausgaben für das britische System entwickeln sich moderater als in anderen Ländern. Dem nationalen System können deutliche Kostenkontrollvorteile zugeschrieben werden. (Wendt 2013, S. 309) In Kaufkraftparitäten (KKP) ausgedrückt liegt heute die Pro-Kopf-Ausgabe beim NHS deshalb unter dem OECD Durchschnitt. Es wird, wie auch eine Betrachtung in Abhängigkeit mit dem BIP zeigt, weit weniger für das Gesundheitswesen ausgegeben, als in Deutschland. (OECD 2015, S. 165) Knapp 8,5% des Bruttoinlandsproduktes (BIP) werden für Gesundheit aufgewendet. Zum Vergleich in Deutschland sind es 11% (OECD 2015, S. 167). Mit steigenden Gesundheitsausgaben verbessert sich die Lebenserwartung einer Bevölkerung (OECD 2015, S. 19). Weiterhin beeinflusst ein steigendes BIP die Höhe der Gesundheitsausgaben und demografische Faktoren sind entscheidend (Wendt 2013, S. 81). Da England durch die Wirtschaftskrise 2007 stark belastet wurde, herrscht wegen dem engen finanziellen Rahmen immer noch eine gewisse Unterfinanzierung des Gesundheitssystems (Carter et al. 2015; Cylus et al. 2015, S. 4). So hat Großbritannien das in der EU viertgrößte Finanzierungsdefizit. (Cylus et al. 2015, S. 4). Die Finanzierung wird, neben der allgemein steigenden Ausgabendimension eine noch schwierigere Aufgabe, da die Lebenserwartung mittlerweile auf 81 Jahre gestiegen ist und chronische Krankheiten die Budgets weiter belasten (Cylus et al. 2015, S. 7). Die Briten stehen finanziell schlechter da, nach eigenen Prognosen fehlen 30 Milliarden Pfund. Kostendämpfungsbestrebungen und neue Finanzierungslösungen sind daher nun zentrale Elemente geworden. (Baek 2010, S. 194)

Die öffentliche Wohlfahrt finanziert sich meist durch Versicherungsbeiträge der Arbeitnehmer, sowie aus Steuermitteln (Frevel und Dietz 2004, S. 217). Auch bezüglich Prämien für Privatkrankenversicherung und Zuzahlungen muss unterschieden werden (Schölkopf und Pressel 2014, S. 130). Eine Vermischung der Finanzierungssysteme ist anzunehmen (Schölkopf und Pressel 2014, S. 137; Wendt 2013, S. 80). In Großbritannien (GB) gestaltet sich die Finanzierung gemischt, aber überwiegend durch Steuermitteln.

Die Kernstruktur stützt sich auf den „National Heath Service" und den „National Insurance Fund" (Frevel und Dietz 2004, S. 217). Die Finanzierung hat zwei Seiten. „Etwa 83% aller Ausgaben für Gesundheitsleistungen werden durch den NHS finanziert." (Schulenburg und

Greiner 2013, S. 77) Der größte Teil der Versorgung wird dabei durch die öffentliche Hand, den Staat Großbritannien, also durch allgemeine Steuern finanziert. Diese Steuern sind nicht zweckgebunden (Schölkopf und Pressel 2014, S. 137). Kosten für medizinische und pflegerische Versorgung des NHS werden hauptsächlich solidarisch und universell durch den Steuerzahler entrichtet. Die Inanspruchnahme von Sachleistungen ist nicht beitragsabhängig (Department of Health und NHS 2015, S. 3). Da die Finanzierung zweiseitig ist, gibt es neben der NHS-Steuerfinanzierung den „National Insurance Fund". In diesen zahlen Arbeitnehmer und Arbeitgeber einkommensabhängige Sozialversicherungsbeiträge. Die Beiträge sind nicht nach Verwendungsbereichen differenziert. (Baek 2010, S. 158) Die Sozialversicherungsbeiträge finanzieren im Umlageverfahren beitragsbezogenen Geldleistungen für Krankheit, Unfall, Alter, Mutterschaft und Arbeitslosigkeit (Wikeley und Ogus 2002, S. 93; Schölkopf und Pressel 2014, S. 14). Die Beiträge dienen außerdem einer ergänzenden öffentlichen Finanzierung und werden zur teilweisen Finanzierung des NHS herangezogen (Schölkopf und Pressel 2014, S. 136; Baek 2010, S. 158). Zur Organisation der Finanzen ist zu erwähnen, dass der Zentralstaat über den Haushalt entscheidet und verantwortlich für die Verteilung der Steuergelder ist (Baek 2010, S. 193; Schölkopf und Pressel 2014, S. 3). Oberste Behörde dafür ist das britische Finanz- und Wirtschaftsministerium (HM Treasury). Das Budget für das Gesundheitsministerium muss alle drei Jahre gegenüber anderen Staatsausgaben, wie dem Bildungsministerium verhandelt werden (NHS England 2014, S. 10; Wendt 2013, S. 114). „The Treasury allocates money to the Department of Health, which in turn allocates money to NHS England." (NHS England 2014, S. 11) Der NHS, der über das Gesundheitsministerium mit Mitteln versorgt wird, verteilt dann die Gelder weiter an Clinical Commissioning Groups und damit an regionale Einrichtungen (NHS England 2014, S. 13). Diese Zahlungen sind nach Populationsgröße und weiteren Faktoren der Versorgungsgegend gewichtet. Die „Commissioning Groups" decken zusammen mit dem NHS die laufenden Versorgungskosten. (NHS England 2014, S. 12) Direkt vom Ministerium werden auch „arm-length bodies", Institutionen, die die Überwachung des Gesundheitssystems wahrnehmen, mit Geldern ausgestattet (NHS England 2014, S. 11). Investitionen finanzieren sich übrigens durch Leistungsentgelte oder mittels Programmen.

Obwohl das System überwiegend staatlich finanziert wird, tragen die privaten Haushalte dennoch durch Zuzahlungen bei Zahnbehandlung und Arzneimitteln, sowie Privatbeschaffung zur Finanzierung bei (Schölkopf und Pressel 2014, S. 113,15). Die privaten Gesundheitsausgaben sind jedoch im Vergleich mit anderen OECD-Ländern sehr niedrig (OECD 2015, S. 125). Private Krankenversicherungen, die den Briten nur als Zusatzversicherungen angeboten werden, spielen zur Finanzierung weniger eine Rolle (OECD 2015, S. 121).

3.4   Versorgung

Grundprinzip ist, dass die Versorgung für jeden in England verfügbar sein soll. Der Zugang zu Leistungen soll unabhängig von finanzieller Lage, Alter, Geschlecht, Beschäftigung oder Ausbildung sein (Parliament of the United Kingdom of Great Britain and Northern Ireland 1946, S. 3). Die Prinzipien sind bis heute beibehalten worden, sodass die Leistungsinanspruchnahme weiterhin für alle kostenlos und auch „schwachen Personengruppen", gleichberechtigt möglich ist (Wendt 2013, S. 110). Dies zeigt sich auch in der aktuellen Satzung des NHS mit dem treffenden Titel „The NHS belongs to us all". Dort steht, dass der Versorgungszugang nicht von der Patientenliquidität, sondern der Behandlungsnotwendigkeit abhängt (Department of Health und NHS 2015, S. 3). Daten zeigen, dass die „unmet care needs due to cost", also Versorgungslücken durch Kosten, mit ca. 5% in GB am niedrigsten sind (OECD 2015, S. 123). Ein Grund für die Kontinuität der offenen und universellen Versorgung im System könnte der Regierungseinfluss auf die Gesundheitsversorgung sein. Diese wird vom Zentralstaat gesteuert, der NHS übernimmt eine wesentliche Schlüsselrolle.

3.4.1   Versicherungsumfang

100% der Bevölkerung wird in die Versorgung integriert (Wendt 2013, S. 110). Bei einem Arztbesuch muss man weder eine Gebühr zahlen, noch eine Versicherenkarte vorlegen (Koll Prakoonwit 2013, S. 135). Großbritannien verfügt über eine Einheitsversicherung (Preusker 2010, S. 140). Die Sachleistungen durch den NHS sind umfassend:. „Sie erstrecken sich auf ärztliche-, zahnärztliche Behandlung, Arzneimittel, Heil-, Hilfsmittel, stationäre Versorgung, Entbindungs-, Rehabilitationsmaßnahmen, Mutterschutz und Prävention." (Schölkopf und Pressel 2014, S. 15). Die Patientenrechte umreißt die Patientencharta. Der NHS soll „good-value-for-money" liefern (Department of Health und NHS 2015, S. 4). Die Versorgung muss daher in erforderlichem Maß bereitgestellt werden und den Anforderungen genügen. Den Standard und Umfang regelt dabei „NICE" (NHS England 2014, S. 23).

Es gibt neben Sachleistungen, die die medizinische Versorgung betreffen auch Geldleistungen (Schölkopf und Pressel 2014, S. 16). Für Geldleistungen ist die „National Insurance" verantwortlich (Frevel und Dietz 2004, S. 217). Die Verdienstersatzleistungssysteme wurden Mittelerweile mehrmals reformiert und ähneln den Deutschen indem das Geld (Incapacity Benefit) bei Krankheit, Arbeitsunfähigkeit und Mutterschaft gezahlt wird (Schölkopf und Pressel 2014, S. 16). Jedoch herrscht in England mehr Finanzierungsverantwortung der Arbeitgeber für Verdiensterstatzleistungen. Bevor Krankgeld gezahlt wird, gibt es die Entgeltfortzahlung die zum größten Teil der Arbeitgeber finanziert (Baek 2010, S. 199). Diese pauschale Lohnfortzahlung ist bis zu sieben Monate möglich (Schölkopf und Pressel 2014, S. 16). Im Anschluss an die Lohnfortzahlung finanziert die Sozialversicherung Krankengeld, welches aus einem pauschalen und einkommensabhängigen Betrag besteht. Zunehmend kann und soll man sich jedoch adäquat auch privat dagegen absichern (Baek 2010, S. 199).

Hauptsächlich Besserverdiener und Unternehmen, die für ihre Mitarbeiter eine betriebliche Zusatzversicherung abschließen, besitzen eine private Krankenversicherung (Schulenburg und Greiner 2013, S. 77; Baek 2010, S. 198). Dies betrifft über 6 Millionen Menschen, rund 11 Prozent. Der Anteil der privaten Assekuranzen ist seit Jahren konstant. (OECD 2015, S. 121) Ein Substitut zum NHS, wie die deutsche PKV zur GKV, gibt es nicht. Die Privatkrankenversicherungen sind (nur) als Ergänzung zur regulären NHS-Versorgung im Sinne einer Zusatzversicherung zu sehen. So wird den Versicherten dadurch kaum umfassende medizinische Versorgung angeboten, aber ihr Schutz erweitert. Privatversicherte müssen trotzdem den NHS mitfinanzieren (Duttge et al. 2009, S. 190). Bezüglich des Versicherungsumfangs spielen sie aber dennoch eine Rolle, da damit bereits bestehenden Versorgungsleistungen verbessert und erweitert werden. So können Wartezeiten minimiert, Wahlfreiheiten geschaffen oder optionale Leistungen in Anspruch genommen werden. (Baek 2010, S. 198)

3.4.2 Grundstruktur und Organisation der Versorgung

„The Department of Health provides strategic leadership for public health, the NHS and social care in England." (NHS England 2014, S. 9). Das Gesundheitsministerium ist für den „NHS England", „Public Health England" und weitere Organisationen, die Versorgung oder Gesundheitsdienste anbieten, verantwortlich. Der an der Spitze stehende Gesundheitsminister - Secretary of State for Health, Jeremy Hunt, ist wiederrum dem Parlament unterstellt.

Der NHS selbst wird durch das NHS Executive geleitet und untersteht direkt dem Gesundheitsministerium, also der Regierung (Schulenburg und Greiner 2013, S. 70). Die Versorgung wird vom Zentralstaat gesteuert (Schölkopf und Pressel 2014, S. 3). Die Hauptaufgaben des NHS sind die Inbetriebnahme von Versorgungsangeboten, -diensten, bzw. -stätten und deren Bereitstellung für den Patienten (NHS England 2014, S. 13). Er ist für die ambulante als auch stationäre Versorgung im Fall von Krankheit, Pflegebedürftigkeit oder Unfall verantwortlich (Schölkopf und Pressel 2014, S. 3). Ein Großteil der Versorgungsstruktur ist, neben den strategischen Gesundheitsbehörden, regional oder kommunal organisiert (Wendt 2013, S. 118). Der NHS England hat dafür ein großes Netzwerk im ganzen Land geschaffen, um Gesundheitsdienstleistungen anzubieten und auf regionaler Ebene zu steuern. Dazu wurden mittels dem Health and Social Care Act 2012 unter anderem Clinical Commissioning Groups (CCGs) geschaffen, die übergreifend für die Leistungserbringung in den einzelnen Bereichen verantwortlich sind (Department of Health 2013, S. 8). Aber auch schon vor 2012 gab es eine ähnliche ländliche Differenzierung durch „strategic health autorities" und „primary care trusts" die jetzt durch CCG´s ersetzt wurden (Schulenburg und Greiner 2013, S. 70). Diese derzeit 221 CCG´s bestehen hauptsächlich größtenteils aus den ansässigen Hausärzten und werden von ihnen geführt (NHS England 2014, S. 13; WHO Regional Office for Europe 2015, S. 18). Der Vorteil ist, dass man regionale Besonderheiten kennt und so die Versorgung besser auf den Bedarf der lokalen Ebene abstimmen kann. Die CCG´s steuern die Notfallversorgung, elektive Krankenhausversorgung, öffentliche Gesundheitsdienste, psychiatrische Versorgung, Versorgung von Müttern und Neugeborenen sowie die Versorgung von Kindern (WHO Regional Office for Europe 2015, S. 18). Im Mittel ist ein CCG für einen Bereich von 250.000 Menschen verantwortlich (NHS England 2014, S. 13). Schwerpunkt liegt dabei klar auf der primären Gesundheitsversorgung, unter anderem um den Krankenhaussektor zu entlasten (Wendt 2013, S. 119).

„Once commissioned, NHS services are delivered by a number of different organisations called providers. (NHS England 2014, S. 15)" Um den vollen NHS Leistungsumfang anzubieten sind „primary care services", „acute trusts", „ambulance trusts", „mental health trusts" und „community health services" involviert (NHS England 2014, S. 15). Die Dienste werden von unterschiedlichen Anbietern, sogenannten „providers" erbracht und können als „NHS–foundation trusts" oder „NHS trusts" klassifiziert werden. NHS foundation trusts sind nicht direkt der Regierung unterstellt und haben mehr Freiheiten im Bezug auf strategische Entscheidungen. NHS trusts gehören dagegen der Regierung. (NHS England 2014, S. 15) Die Anbieter dahinter können öffentliche Krankenhäuser, der Freiwilligensektor, aber auch private Firmen und Verbände sein (WHO Regional Office for Europe 2015, S. 19). In Zukunft ist eine Privatisierung, bspw. im Rettungswesen, immer mehr der Fall (Donnelly 2014). Massive Kostendämpfungen sind ein wichtiges Element (Baek 2010, S. 194). Daher stehen die NHS-Leistungserbringer heute in einem stärkeren Wettbewerb (Baek 2010, S. 195).

Die Primärversorgung wird jeweils über regionale CCG´s gesteuert. Unter dieser Versorgung wird die gesundheitliche Grundversorgung und Beratung verstanden, in der auch über weitere Behandlungsschritte entschieden wird (AOK-Bundesverband 2012). Die Primärversorgung ist neben den Hausärzten (GP´s) auch parallel in „Familiy Health Services" - Zahnärzte, Optiker und Apotheker, sowie „Community Health Services" – kommunale Gesundheitsdienste, Dienste von Krankenhäusern und Tageskliniken zu unterteilen. Erster Ansprechpartner eines Patienten ist, außer bei einem Notfall, der Hausarzt (Koll Prakoonwit 2013). Die Hausärzte („General Practicioners", GPs) selbst, sind hauptsächlich in Gemeinschaftspraxen tätig oder selbstständig. Das System basiert auf einem Hausarztprinzip.

Bei Bedarf wird der Patient durch den Hausarzt an die notwendigen Fachärzte an den Kliniken überweisen. Der Hausarzt agiert als „Gatekeeper" und steuert mit seiner Überweisungsentscheidung ob und welche Versorgungseinrichtung in Anspruch genommen wird (Schulenburg und Greiner 2013, S. 71). Es herrscht auch immer mehr Wahlmöglichkeit bezüglich der Einrichtungen für elektive Behandlungen und generell freie Arztwahl (Schölkopf und Pressel 2014, S. 16). Die freie Arztwahl ist in der Realität aber beschränkt, da man für eine Registrierung in dem Einzugsgebiet des Hausarztes leben muss (Koll Prakoonwit 2013, S. 134). Jedoch kann man den Arzt nach einer bestimmten Frist wechseln (Duttge et al. 2009, S. 187). Man könnte auch auf Privatsprechstunden ausweichen oder den NHS-Telefonservice („111") anrufen, um einen medizinischen Ratschlag zu bekommen. Neue Entwicklungen sind flächendeckend „NHS walk-in health centres". (WHO Regional Office for Europe 2015, S. 80). Sie sind als Alternative zum reinen Hausarzt zu sehen, da jederzeit ein Arzt oder eine Krankenschwester konsultiert werden kann (Koll Prakoonwit 2013, S. 138). Diese „walk-in centres" sind mit Versorgungszentren (MVZ's) vergleichbar. Besonderheit dieser Zentren ist die Delegation ärztlicher Leistungen an Pflegepersonal.

In der Sekundärversorgung wird die Ambulante und Stationäre fachärztlichen Versorgung angeboten. In Großbritannien gibt es keine doppelte Facharztschiene, da Fachärzte kein Niederlassungsrecht haben (Wendt 2013, S. 116). Krankenhäuser übernehmen überwiegend die Sekundär- und Notfallversorgung. Ein direkter Zugang zum Krankenhaus ist nur im Notfall möglich. Weiterhin sind Krankenhäuser zum Betrieb von Rettungsdiensten („A&E") ermächtigt, wodurch der Patientenzulauf etwas gesteuert wird (WHO Regional Office for Europe 2015, S. 84). Ein Problem für Krankenhauspatienten sind Wartezeiten für elektive Behandlungen. Diese sind mittlerweile gesetzlich auf ein Maximum von 18 Wochen begrenzt (WHO Regional Office for Europe 2015, S. 80). Rehabilitation kann auch von NHS-Krankenhäusern angeboten werden, wird jedoch meist kommunal organisiert. Langzeitpflege dagegen erbringen oft private Firmen. (WHO Regional Office for Europe 2015, S. 87) Die Anzahl aller Privaten Anbieter ist steigend (Schölkopf und Pressel 2014, S. 16).

Gesundheit bedeutet mehr als die Abwesenheit von Krankheit (WHO 1986). Um dem gerecht zu werden wurde Public Health England (PHE) eine, dem Gesundheitsministerium zuzuordnenden, aber unabhängigen Organisation, gegründet (Williams 2013, S. 2). Das PHE unterstützt das Ministerium durch Informationen über den Gesundheitszustand der Bevölkerung und arbeitet aktiv in der Sekundär-, Primär- und Tertiärprävention (Department of Health 2013, S. 72). Ziel des PHE ist es die Gesundheit der Bevölkerung, auch durch lokale Gesundheitspflege, zu verbessern (Williams 2013, S. 8). Es gibt auch „Health and Wellbeing Boards", die wichtige Akteure zusammenbringen (NHS England 2014, S. 17).

3.4.3 Qualitätsmanagement und Überwachung

Um geschultes Personal in der Versorgung sicherzustellen wurde „Health Education England" (HEE) gegründet. Die Institution regelt die Aus- und Weiterbildung von Gesundheitspersonal gemäß aktuellen Qualitätsvorgaben (Department of Health 2013, S. 9). In diesem Zusammenhang gibt es weiterhin „Local Education and Training Boards". Ärzte müssen sich registrieren und in bestimmten Abständen prüfen bzw. schulen lassen. (NHS England 2014, S. 18). Eine Revalidierung existiert auch für Pfleger (Department of Health 2013, S. 26). Dadurch soll die Pflegepraxis und Patientensicherheit verbessert werden (Nursing & Midwifery Council (NMC) 2015, S. 6). Seit 2015 gibt es zudem ein Care Certificate, dass die Standards von Hilfs-/Unterstützungskräften sichert. (Department of Health 2013, S. 26). Auch bei Einrichtungen existiert die Revalidierung, sodass diese jährlich, oder bei Beschwerden öfter, überprüft werden. Verschiedene Organisationen übernehmen das Monitoring (NHS England 2014, S. 18). Zusammenfassend sollen von ihnen Performance, Qualität und Risiken kontrolliert werden (Department of Health 2013, S. 7). Diese „Überwacher" existieren nebeneinander und unterstehen dem Ministerium. Beschrieben werden sollen „Monitor", das „National Institute for Health and Care Excellence" (NICE) und „CQC".

„Monitor" nimmt Kosten-Nutzen Evaluationen der Behandlungen vor. Auch Preisgestaltung und Lizenzierung für private Dienstleister wird geregelt (Department of Health 2013, S. 8).

„NICE" schafft Standards und Leitlinien. Das Institut nimmt evidenzbasierte Stellungnahmen vor um die Qualität zu verbessern und empfiehlt welche Leistungen der NHS übernehmen, fördern und anbieten sollte (Department of Health 2013, S. 9). Das Nice soll Versorgungsprioritäten feststellen und Rationierung steuern (Duttge et al. 2009, S. 189).

„CQC" ist eine unabhängige Organisation, die Anbieter fortlaufend auf die Einhaltung gesetzlichen Vorgaben, Sicherheit und Qualität überprüft (Department of Health 2013, S. 8).

3.4.4 Vergütung der Versorger

Wie im Kapitel „Finanzierung" erwähnt, bekommen NHS und CCL´s eigene Budgets. Die Vergütung daraus erfolgt in der Primärversorgung über Kopfpauschalen. Im stationären Bereich werden aus „Globalbudgets" diagnosebezogene Fallpauschalen (DRG´s) bezahlt. Sind Ärzte in den Krankenhäusern angestellt, was bei 90% aller britischen Ärzte der Fall ist, erhalten sie ein pauschales Arzthonorar. Zum einen gibt es auch die „old-style block contracts and local variations of these" (NHS England 2014, S. 10). Es werden zwischen NHS und Leistungserbringern verschiedene Versorgungsverträge geschlossen. Zum anderen gibt es in England seit 2004 das sogenannte „Payment by Results" (PbR). Dieses out-come- und qualitätsorientierte System macht derzeit 30% der Ausgaben des NHS aus. (NHS England 2014, S. 10). Die Regelungen entwickeln sich mehr zur pay for performance. So existieren bereits Boni für das Erfüllen von Quoten (Schölkopf und Pressel 2014, S. 16). Privat- und Zusatzleistungen dagegen werden direkt beim Arzt bezahlt (Koll Prakoonwit 2013, S. 139). Trotz dieser zusätzlichen Einkommen der Ärzte gibt es Unzufriedenheit und Abwanderung. Aktuell klagen vor allem junge Ärzte über ihre Vergütung. (Dearden 2016)

3.4.5 Kapazitäten

Hohe Gesundheitsausgaben müssen nicht immer mit den tatsächlich verfügbaren Behand-lungsmöglichkeiten, Technologien und dem Personal zu tun haben (OECD 2015, S. 21). England gehört zu den Ländern der Welt mit der niedrigsten Krankenhausanzahl pro Kopf. Die Bettenzahl für die Bevölkerung ist im unteren Drittel. So stellt Großbritannien 2,8 Betten pro 1000 Menschen zur Verfügung. Dies liegt weit unter dem OECD Durchschnitt. Deutsch-land dagegen hat weit mehr Betten für seine Einwohner, nämlich 8,3 Betten. (OECD 2015, S. 107) Bezüglich des Personals fällt auf, die Ärzte sind im Durchschnitt jünger und mehr Ärzte als in anderen Ländern absolvieren ein Medizinstudium (OECD 2015, S. 83, 2015, S. 87). In Deutschland gibt es laut OECD 4,1 praktizierende Ärzte für 1000 Menschen, wäh-rend es in Großbritannien nur 2,8 sind. Die Versorgung mit Ärzten ist unter dem OECD-Schnitt. (OECD 2015, S. 80) Derzeit gibt es mehr als 7.500 Hausärzte (NHS England 2014, S. 15). Auch die Pflege hat einen schlechteren Personalschlüssel, wobei Großbritannien nahe am OECD Durchschnitt liegt. So gibt es in Großbritannien 8,2 praktizierende Kran-kenpfleger pro 1000 Einwohner, während es im OECD Schnitt 9,1 Pfleger sind (OECD 2015, S. 91). In England gibt es auch relativ teures Equipment, MRT´s und CT´s. Bezüglich dieser Ausstattung überholt England Deutschland nicht und liegt auf den letzten Plätzen (OECD 2015, S. 27). Es ist zu erwähnen, dass es keine idealen Zahlen für die Ausstattung eines Systems gibt, dennoch schneidet GB unterdurchschnittlich ab. Vor allem im Bezug auf Krankenhäuser, gibt es immer wieder Berichte über Missstände und Wartezeiten. Das System mit seinen Kapazitäten, so Experten, befindet sich in einer permanenten Krise und arbeitet an seiner Effizienzgrenze, weshalb bspw. Notaufnahmen grundsätzlich in den Win-termonaten und an Feiertagen überlastet sind (Carter et al. 2015). Dagegengesteuert wird durch Investitionen und Privatanbieter. Auch baut das NHS seine Kapazitäten weiter aus, um mit dem Bedarf mithalten zu können (Bours 2016). Eine reine Erhöhung an Personal und Technologie garantiert jedoch keine bessere Versorgung. So ist Deutschland in der Anzahl von MRT-Untersuchungen trotz beschränkter Geräteanzahl Weltmeister (Hillienhof 2011, S. 1) Es kommt auf die effiziente Nutzung der Ressourcen an. (OECD 2015, S. 22)

4 Diskussion und Fazit

Durch die zentrale Steuerung des britischen Gesundheitswesens ergeben sich einige Vorteile, aber auch Nachteile, die im Folgenden diskutiert werden (Duttge et al. 2009, S. 189).

4.1 Stärken des britischen Systems

Das Gesundheitssystem ist besser vernetzt und die Verwaltungskosten sind niedriger. Insgesamt wird weit weniger für Gesundheit ausgegeben und das System als kostengünstig bezeichnet (Schulenburg und Greiner 2013, S. 78). Gleichwohl herrscht überwiegend Stolz und Zufriedenheit über den NHS (Appleby und Robertson 2016, S. 2). England ist Beispiel, für eine, auf ethischen Grundlagen basierende öffentliche Diskussion, über Rationierung und Priorisierung. (Duttge et al. 2009, S. 190) Die Briten können Vorbilder für Einsparungspotenziale und Methoden liefern. So ist die Ansiedlung von Fachärzten an Großkliniken effizient und das Pflegepersonal kann mehr ärztliche Aufgaben als in Deutschland übernehmen (Duttge et al. 2009, S. 187). Auch liefert die zentrale Gestaltung gute Datensätze für die Forschung. (Duttge et al. 2009, S. 188) Ein weiterer Vorteil besteht für den Patienten direkt, er kann Leistungen, z. Bsp. bei HIV auch anonym in Anspruch nehmen. An sich ist hier keine Versichertenkarte notwendig, da Leistungen über Steuern abgedeckt sind. Die Versorgung ist damit relativ unbürokratisch (Grove-White 2014). Weiterhin zeigt die große Beteiligung des Staates am Gesundheitssystem seine Fürsorge und erhöht die Bindung an die Regierung. Da, die Behandlung im NHS kostenfrei und für alle möglich ist, gibt es auch weniger das Problem von „Negativauslese" (van der Beek 2011, S. 105). Der Umfang der Leistungen ist für alle Anspruchsberechtigten identisch und die gesamte Bevölkerung ist abgesichert (van der Beek 2011, S. 101). Zwar existieren Zuzahlungen, doch diese sind gering und sozial schwache Personen können sich befreien lassen. (Duttge et al. 2009, S. 188) Positiv ist auch die umfangreiche Überwachung des Personals und der Versorgungseinrichtungen durch eine Vielzahl von unabhängigen Akteuren (NHS England 2014, S. 18).

4.2 Schwächen des britischen Systems

Nachfolgend wird auf Schwächen des überwiegend zentralistischen Systems eingegangen. Bemängelt werden kann die bürokratische top-down Managementkultur (Bjornberg 2016, S. 11). Reformen enden oft in einem politischen Desaster (Schmitt-Sausen 2015). Eine zusätzliche Schwäche ist, das die Regionen innerhalb Englands sehr unterschiedlich ausgestattet sind und daher die Versorgung regionenabhängig ist. Die CCG's, die für die Verteilung der Mittel verantwortlich sind, haben unterschiedliche Budgets. Versorgung in einem Nachbargebiet kann somit deutlich besser sein. (Duttge et al. 2009, S. 187) Steuermittel als hauptsächliche Finanzierungsquelle eines Gesundheitssystems sind sowieso kritisch zu sehen, denn damit wird man von der wirtschaftlichen Lage im Land abhängig. Weiterhin problematisch ist die fehlende Zweckbindung der Steuern, denn ohne diese sind solche Systeme in Krisen kürzungsanfälliger. (Schölkopf und Pressel 2014, S. 137) Die Budgets müssen alle 3 Jahre neu verhandelt werden (NHS England 2014, S. 11). Ein Problem hierbei ist, auch andere Ministerien wollen immer mehr Geld und der Staatshaushalt schrumpft. Experten sprechen von permanenten Finanzierungskrisen. Die Unterfinanzierung kann, „nur durch spürbare Rationierung bewältigt werden." (Schulenburg und Greiner 2013, S. 78) Deshalb ist die Versorgungssituation zu kritisieren. Es gibt Behandlungs- und Versorgungsdefizite (Duttge et al. 2009, S. 189; Schölkopf und Pressel 2014, S. 15). Wartelisten im stationären Bereich sind eines der größten Probleme (Schölkopf und Pressel 2014, S. 15; Duttge et al. 2009, S. 187). Wartelisten sind teuer, da sie Prozesse unterbrechen, und somit erneute Untersuchungen nötig sind (Bjornberg 2016, S. 5). Vor allem bei sehr kostspieligen Erkrankungen, wie Krebs zeigt sich, dass Wartezeiten immer noch unzumutbar hoch sind. (Department of Health 2013, S. 20). Wenn Budgets erschöpft sind, können außerdem elektive Leistungen oft nur verzögert angeboten werden. In der Geschichte hat sich gezeigt, dass Dienste wie der NHS, welche durch ein limitiertes Budget eingeschränkt sind, nur schwer auf eine höhere als erwartete Nachfrage eingehen können. (Grover 2011, S. 149) Es bewahrheitet sich, dass das System bei Epidemien zu stark belastet ist und die Versorgungseinrichtungen unterdimensioniert sind. (Department of Health 2013, S. 13; Schölkopf und Pressel 2014, S. 15) So ist die Zahl an Pflegeeinrichtungen und Krankenhäusern nicht ausreichend (Duttge et al. 2009, S. 198). „Das britische System hinkt in puncto Arztdichte, Krankenschwestern, Klinikbetten und Ausstattung anderen Ländern deutlich hinterher." (Schmitt-Sausen 2015). In Zukunft wird es aber weitere Bestrebungen zu mehr Kostenkontrolle und Effizienz geben. Dies setzt die Versorger schon jetzt unter erheblichen Wettbewerbsdruck (Baek 2010, S. 195). Bezüglich der Versorgungsinanspruchnahme fällt auf, durch das Hausarztmodell ist die Wahlfreiheit und Wahlmöglichkeit der Patienten eingeschränkt. Weiterhin besteht die Gefahr, dass durch Rationierung Personen von der Versorgung ausgeschlossen werden könnten. Auch verschlechtern aktuell steigende Zuzahlungen den universellen Zugang (Wendt 2013, S. 120; OECD 2015, S. 10). Eine Untersuchung der London School of Economics zeigt: „500,000 people who would have got social care in 2009 no longer do so because rationing has squeezed them out of the system." (Hawkes 2015) Mit Rationierung verbunden sind Leistungsverweigerungen, Umlenkung von Patienten auf den Privatsektor und das Abschrecken und Hinhalten durch Wartezeiten (Schulenburg und Greiner 2013, S. 78) Vor allem die Leistungsverweigerung stellt ein ethisches Dilemma dar und neue Therapien sind erst spät verfügbar. In der Regel wird nur ein elementares Versorgungsniveau sichergestellt (van der Beek 2011, S. 105).

4.3   Fazit und Ausblick

Zusammenfassend ist festzuhalten, das britische System wird überwiegend aus staatlichen Mitteln finanziert. England gehört mit 83% staatlichen Finanzierungsanteil im OECD Vergleich zu den drei Ländern mit dem größten Regierungsanteil. (OECD 2015, S. 171) Charakterisierend sind die Budgetverwaltung durch den NHS, der Einfluss des Staates, sowie das Grundprinzip der kostenlosen Versorgung zum Zeitpunkt der Inanspruchnahme. (Department of Health und NHS 2015). Es gibt sowohl Vor- als auch Nachteile eines solchen Systems. Die Aufgabe, einen Überblick über das britische Gesundheitssystem zu bieten, wurde erfüllt. Natürlich muss erwähnt werden, dass ein Gesundheitssystem noch umfangreicher betrachtet werden sollte. Vergleiche und Empfehlungen sind daher nur begrenzt abzuleiten. Dennoch können wir vor allem in Bezug zum Primärarztsystem von England lernen. So könnte auch Deutschlands Gesundheitssystem durch die Abschaffung der doppelten Facharztschiene effektiver werden und gleichzeitig dem Ärztemangel begegnen.

In Zukunft ist in England zu erwarten, dass private Zusatzversicherungen und private Anbieter eine größere Rolle einnehmen werden (Baek 2010, S. 198). Bedingt durch leerer werdende Staatskasse wird Privatisierung in den nächsten Jahren ein zentrales und emotionales Streitthema der britischen Gesundheitspolitik werden (Schmitt-Sausen 2015). Ein Trend könnte bspw. werden, dass der NHS Krankenhäuser von Privatunternehmen bauen lässt und dann nur noch least. (Schulenburg und Greiner 2013, S. 77). Das transatlantische Handelsabkommen (TTIP) könnte die Entwicklung beschleunigen, sodass bald internationale Gesundheitskonzerne auf Markt drängen. Eine Entwicklung zu mehr Wettbewerb ist aber durchaus positiv, da sie die Qualität der Versorgung vorantreiben und weitere Anreize für mehr Effizienz der Dienstleister setzen könnte. Die Qualität sollte sich sowieso schneller verbessern, um noch mehr Leben retten zu können (OECD 2015, S. 10). Die Engländer sind sich jedoch beim NHS einig. Er soll geschützt werden, der öffentliche Gesundheitsdienst beibehalten und dem privaten Sektor nur begrenzt Platz geschaffen werden. (Bours 2016). Die Schwächen zeigen, der NHS muss sich weiterentwickeln, da er sonst wenig zukunftsfähig ist. Das britische System schaffte es bspw. beim Euro Health Consumer Index 2015 nicht einmal unter die Top zehn. Es sind weitere, durchschlagskräftigere Reformen zu erwarten. „Die Zukunft wird zeigen, mit welchen Steuerungsmaßnahmen die Gesundheitssysteme Europas versuchen werden, eine gerechtere Verteilung der zur Verfügung stehenden Mittel im Gesundheitswesen zu erreichen." (Duttge et al. 2009, S. 191)

Literaturverzeichnis

Anmerkung:

Die in der vorliegenden Arbeit angewandte Zitierweise sowie Formatierung folgte neben der Vorgabe des Betreuers den Büchern:

▪ Natascha Nicol, Ralf Albrecht. 2011. *Wissenschaftliche Arbeiten schreiben mit Word 2010.* München : Addison- Wesley Verlag, 2011.

▪ Claus Ebster, Lieselotte Stalzer. 2013. *Wissenschaftliches Arbeiten für Wirtschafts- und Sozialwissenschaftler.* Wien : Facultas Verlags- und Buchhandels AG, 2013. 4. Auflage

Verwendete Literatur:

AOK-Bundesverband (2012): Lexikon. Primärversorgung. Hg. v. KomPart Verlagsgesellschaft mbH & Co. KG. AOK. Berlin. Online verfügbar unter http://www.aok-bv.de/lexikon/h/index_00384.html, zuletzt geprüft am 03.04.2016.

Appleby, John; Robertson, Ruth (2016): Public satisfaction with the NHS in 2015. Results and trends from the British Social Attitudes survey. Summary. Hg. v. The King´s fund. Online verfügbar unter http://www.kingsfund.org.uk/sites/files/kf/BSA-public-satisfaction-NHS-Kings-Fund-2015.pdf.

Baek, In Rib (2010): Restrukturierung der sozialen Sicherungssysteme in den postfordistischen Gesellschaftsformationen. Eine vergleichende Analyse von Großbritannien, Schweden und Deutschland. 1. Aufl. Wiesbaden: VS Verl. für Sozialwiss.

Bieling, Hans-Jürgen; Deppe, Frank (1996): Arbeitslosigkeit und Wohlfahrtsstaat in Westeuropa. Neun Länder im Vergleich. Wiesbaden: VS Verlag für Sozialwissenschaften. Online verfügbar unter http://dx.doi.org/10.1007/978-3-322-97351-1.

Bjornberg, Arne (2016): Euro Health Consumer Index 2015. Online verfügbar unter http://www.healthpowerhouse.com/files/EHCI_2015/EHCI_2015_report.pdf, zuletzt geprüft am 21.03.2016.

Bours, Louise (2016): Britain's NHS can't survive staying in the European Union. Do you prefer the EU or the NHS? The referendum gives us a chance to keep our national health service alive, safe from open door immigration and TTIP. In: *The Telegraph* 2016, 21.03.2016. Online verfügbar unter http://www.telegraph.co.uk/news/newstopics/eureferendum/12196908/Britains-NHS-cant-survive-staying-in-the-European-Union.html, zuletzt geprüft am 28.03.2016.

Bundesärztekammer (2004): Definition und Abgrenzung der Versorgungsforschung. In: *Arbeitskreis Versorgungsforschung*, S. 1–5. Online verfügbar unter http://www.bundesaerztekammer.de/fileadmin/user_upload/downloads/Definition.pdf, zuletzt geprüft am 31.03.2016.

Bundesministerium für Gesundheit (2016): Gesundheitswirtschaft als Jobmotor. Hg. v. Bundesministerium für Gesundheit. Berlin. Online verfügbar unter http://www.bmg.bund.de/themen/gesundheitssystem/gesundheitswirtschaft/gesundheitswirtschaft-als-jobmotor.html, zuletzt aktualisiert am 05.01.2016, zuletzt geprüft am 27.03.2016.

Busse, Reinhard; Schreyögg, Jonas; Tiemann, Oliver (2010): Management im Gesundheitswesen. 2. Aufl. Berlin: Springer.

Butler, Patrick (2010): History of NHS reforms. A state of permanent revolution. In: *The Guardian* 2010, 09.07.2010. Online verfügbar unter http://www.theguardian.com/society/2010/jul/09/nhs-history-reforms-health-policy, zuletzt geprüft am 31.03.2016.

Carter, Peter; Ham, Chris; Porter, Mark; Baker, Maureen; Mann, Clifford (2015): NHS crisis Q&A. What's happened to Britain's health service - and what are the solutions? Five experts give their take on the current situation. In: *The Independent*, 07.01.2015. Online verfügbar unter http://www.independent.co.uk/life-style/health-and-families/health-news/nhs-qa-what-caused-the-current-crisis-and-what-are-the-solutions-9963643.html, zuletzt geprüft am 31.03.2015.

Cylus, Jonathan; Richardson, Erica; Findley, Lisa; Longley, Marcus; O'Neill, Ciaran; Steel, David (2015): United Kingdom: Health Systems in Transition. Health System Review 2015 17 (5), S. 1–125. Online verfügbar unter http://www.euro.who.int/__data/assets/pdf_file/0006/302001/UK-HiT.pdf.

Davis, K.; Stremikis K.; Schoen, C.; Squires, D. (2014): Mirror, Mirror on the Wall. How the U.S. Health Care System Compares Internationally.

Dearden, Lizzie (2016): Junior doctors' strike. How their pay compares to other graduate professions. In: *The Independent* 2016, 09.02.2016. Online verfügbar unter http://www.independent.co.uk/news/uk/home-news/junior-doctors-strike-how-their-pay-compares-to-other-graduate-professions-nhs-jeremy-hunt-a6863101.html, zuletzt geprüft am 04.04.2016.

Department of Health (2013): Corporate report. DH's arm's length bodies: business priorities 2013 to 2014. Hg. v. Conservative and Liberal Democrat coalition government. London. Online verfügbar unter https://www.gov.uk/government/publications/arms-length-bodies, zuletzt aktualisiert am 06.06.2013, zuletzt geprüft am 16.03.2016.

Department of Health; NHS (2015): The NHS Constitution – the NHS belongs to us all. Online verfügbar unter https://www.gov.uk/government/uploads/system/uploads/attachment_data/file/480482/NHS_Constitution_WEB.pdf, zuletzt aktualisiert am 14.10.2015, zuletzt geprüft am 30.03.2016.

Donnelly, Laura (2014): NHS spending doubles on private ambulances used for 999 calls. Senior medics and safety campaigners fear patient safety is being jeopardised by relying on private firms to answer emergency calls as expenditure doubles in three years. In: *The Telegraph* 2014, 09.04.2014. Online verfügbar unter http://www.telegraph.co.uk/journalists/laura-donnelly/10730105/NHS-spending-doubles-on-private-ambulances-used-for-999-calls.html, zuletzt geprüft am 29.03.2016.

Duttge, Gunnar; Dochow, Carsten; Waschkewitz, Marc-Alexander; Weber, Alexandra Kristina (2009): Recht am Krankenbett - Zur Kommerzialisierung des Gesundheitssystems. ELSA-Konferenz Recht im Krankenhaus - die Kommerzialisierung des Gesundheitssystems. Göttingen, Göttingen: Univ.-Verl. Göttingen; Niedersächsische Staats- und Universitätsbibliothek (Göttinger Schriften zum Medizinrecht, 7). Online verfügbar unter http://resolver.sub.uni-goettingen.de/purl?isbn-978-3-941875-27-2.

El-Gingihy, Youssef (2013): Health act means the death of the NHS as we know it. The Health and Social Care Act comes into force on 1 April with serious consequences for the poor. Hg. v. Guardian News & Media Ltd., zuletzt aktualisiert am 30.03.2013, zuletzt geprüft am 21.03.2016.

European Union (2015): Short analytical web note. Demography report. Luxembourg: Publications Office (Short analytical web note, 3/2015).

Frevel, Bernhard; Dietz, Berthold (2004): Sozialpolitik kompakt. Wiesbaden: VS Verlag für Sozialwissenschaften. Online verfügbar unter http://dx.doi.org/10.1007/978-3-322-95663-7.

Grover, Chris (2011): The social fund 20 years on. Historical and policy aspects of loaning social security. Farnham, Burlington, Vt: Ashgate. Online verfügbar unter http://gbv.eblib.com/patron/FullRecord.aspx?p=679232.

Grove-White, Ruth (2014): Immigration Act 2014: what next for migrants' access to NHS care? Migrants' Rights Network. Online verfügbar unter http://www.migrants-rights.org.uk/blog/2014/05/immigration-act-2014-what-next-migrants-access-nhs-care, zuletzt aktualisiert am 27.05.2014, zuletzt geprüft am 05.04.2016.

Gulliford, M.; Figueroa-Munoz, J.; Morgan, M.; Hughes, D.; Gibson, B.; Beech, R.; Hudson, M. (2002): What does 'access to health care' mean? In: *Journal of health services research & policy* 7 (3), S. 186–188.

Hawkes, Richard (2015): The Care Act heralds a new era for social care. Hg. v. Guardian News & Media Ltd. (social care network: adult social care hub). Online verfügbar unter http://www.theguardian.com/social-care-network/2015/apr/01/care-act-new-era-socialcare, zuletzt aktualisiert am 01.04.2016, zuletzt geprüft am 21.03.2016.

Hillienhof, Arne (2011): Barmer-GEK-Arztreport: Deutschland ist MRT-Weltmeister. In: *Deutsches Ärzteblatt* 108 (6). Online verfügbar unter http://www.aerzteblatt.de/int/article.asp?id=80838, zuletzt geprüft am 01.04.2016.

Koll Prakoonwit, Katrin (2013): Alltag in Großbritannien. Leben und arbeiten in England, Schottland und Wales. 1. Aufl. Meerbusch: Conbook Medien.

Kröhnert, Steffen; Hoßmann, Iris; Klingholz, Reiner (2008): Die demografische Zukunft von Europa. Wie sich die Regionen verändern. Orig.-Ausg. München: Dt. Taschenbuch-Verl. (dtv, 34509). Online verfügbar unter www.gbv.de/dms/zbw/567017265.pdf.

Lauterbach, Karl W.; Stock, Stephanie; Brunner, Helmut (2013): Gesundheitsökonomie. Lehrbuch für Mediziner und andere Gesundheitsberufe. 3. Aufl. s.l.: Verlag Hans Huber. Online verfügbar unter http://elibrary.hogrefe.de/9783456952833/A.

NHS England (2014): Understanding the new NHS. A guide for everyone working and training within the NHS. London: Published and distributed by BMJ on behalf of NHS England.

Nursing & Midwifery Council (NMC) (2015): How to revalidate with the NMC. Requirements for renewing your registration. Online verfügbar unter https://www.nmc.org.uk/globalassets/sitedocuments/revalidation/how-to-revalidate-booklet.pdf, zuletzt geprüft am 28.03.2016.

O'Brien, Una (2015): Department of Health annual report and accounts 2014-15. (for the period ended 31 March 2015). [London]: [Stationery Office].

OECD (2015): Health at a Glance 2015: OECD Publishing.

Office for National Statistics (2015): Estimates of the Very Old (including Centenarians). England and Wales, and United Kingdom, 2002 to2014. In: *Statistical bulletin*. Online verfügbar unter https://www.ons.gov.uk/peoplepopulationandcommunity/birthsdeathsandmarriages/ageing/bulletins/estimatesoftheveryoldincludingcentenarians/2015-09-30/pdf.

Parliament of the United Kingdom of Great Britain and Northern Ireland (1946): National Health Service Act, S. 3. Online verfügbar unter http://old.post-gaette.com/pg/pdf/201004/2010_national-health-service-book_01.pdf, zuletzt geprüft am 21.03.2016.

Pollert, Achim; Kirchner, Bernd; Polzin, Javier Morato (2014): Duden Wirtschaft von A bis Z. Grundlagenwissen für Schule und Studium, Beruf und Alltag. Online-Ausg. Berlin:

Bibliographisches Institut GmbH (EBL-Schweitzer). Online verfügbar unter
http://swb.eblib.com/patron/FullRecord.aspx?p=2079733.

Preusker, Uwe Karl (Hg.) (2010): Lexikon des deutschen Gesundheitssystems. [mit mo-
natlicher Onlineaktualisierung unter www.lexikon-gesundheitssystem.de]. 3., neu bearb.
Aufl. Heidelberg: medhochzwei Verl. (Gesundheitsmarkt in der Praxis).

Schmitt-Sausen, Nora (2015): England: Tradition trifft Wirklichkeit. In: *Österreichische
Ärztezeitung* 17. Online verfügbar unter http://www.aerztezeitung.at/archiv/oeaez-
2015/oeaez-17-10092015/england-national-health-service-nhs-gesundheitswesen.html,
zuletzt geprüft am 02.04.2015.

Schölkopf, Martin; Pressel, Holger (2014): Das Gesundheitswesen im internationalen
Vergleich. Gesundheitssystemvergleich und europäische Gesundheitspolitik. 2., aktuali-
sierte und erw. Aufl. Berlin: MWV Med. Wiss. Verl.-Ges (Health Care Management).

Schulenburg, Johann-Matthias von der; Greiner, Wolfgang (2013): Gesundheitsökonomik. 3., neu bearb. Aufl. Tübingen: Mohr-Siebeck (Neue ökonomische Grundrisse).

Schwartz, Friedrich Wilhelm; Walter, Ulla; Abelin, Theodor (Hg.) (2003): Das Public-
Health-Buch. Gesundheit und Gesundheitswesen ; Gesundheit fördern - Krankheit verhin-
dern. 2., völlig neu bearb. und erw. Aufl. München: Urban & Fischer. Online verfügbar unter http://www.socialnet.de/rezensionen/isbn.php?isbn=978-3-437-22260-3.

Timmins, Nicolas (2013): The Health and Social Care Act: the tale in a timeline. Hg. v.
The King´s fund. Online verfügbar unter http://www.kingsfund.org.uk/topics/nhs-re-
form/health-and-social-care-act-2012-timeline, zuletzt aktualisiert am 01.04.2013, zuletzt
geprüft am 21.03.2016.

van der Beek, Kornelia (2011): Gesundheitsökonomik. Einführung. München: Olden-
bourg (VWL, 10-2012). Online verfügbar unter http://dx.doi.org/10.1524/9783486706659.

van der Zee, Jouke; Kroneman, Madelon W. (2007): Bismarck or Beveridge. A beauty
contest between dinosaurs. In: *BMC Health Serv Res* 7 (1), S. 94. DOI: 10.1186/1472-
6963-7-94.

vfa (2010): Gesundheitswesen als Wirtschaftsfaktor. vfa. Die forschenden Pharma-Unter-
nehmen. Online verfügbar unter https://www.vfa.de/de/wirtschaft-politik/positionen/ge-
sundheitswesen-wirtschaftsfaktor.html, zuletzt aktualisiert am 08.01.2010.

Walshe, Kieran; Webster, Charles; Rivett, Geoffrey (2016): Reform of the National
Health Service Chronology. Hg. v. Socialist health association. Online verfügbar unter
http://www.sochealth.co.uk/national-health-service/reform-of-the-national-health-service/,
zuletzt geprüft am 21.03.2016.

Weinbren, Daniel (2013/2014): The world in 1913: friendly societies. In: *The Historian - The magazine of The Historical Association* (120), S. 5–44. Online verfügbar unter https://www.google.de/url?sa=t&rct=j&q=&esrc=s&source=web&cd=2&cad=rja&uact=8&ved=0ahUKEwikIY7Fv-rLAhWTOSwKHRapA-EQFgglMAE&url=https%3A%2F%2Fwww.history.org.uk%2Ffile_download.php%3Fts%3D1391606104%26id%3D13482&usg=AFQjCNEu0DpwndXZ18s41zMDkAXOuOZFZQ&sig2=y9_GGMnIXmynN-N39XRkIw, zuletzt geprüft am 31.03.2016.

Wendt, Claus (2013): Krankenversicherung oder Gesundheitsversorgung? Gesundheitssysteme im Vergleich. 3., überarb. Aufl. Wiesbaden: Springer VS.

WHO (1986): Ottawa-Charta zur Gesundheitsförderung. Online verfügbar unter http://www.euro.who.int/__data/assets/pdf_file/0006/129534/Ottawa_Charter_G.pdf, zuletzt geprüft am 04.04.2016.

WHO (2010): Monitoring the Building Blocks of Health Systems. A Handbook of Indicators and their Measurement Strategies. Geneva: World Health Organization. Online verfügbar unter http://gbv.eblib.com/patron/FullRecord.aspx?p=753851.

WHO Regional Office for Europe (2011): Health Systems in Transition (HiT) - United Kingdom Health System Review 13 (1). Online verfügbar unter http://www.euro.who.int/__data/assets/pdf_file/0004/135148/e94836.pdf.

WHO Regional Office for Europe (2015): Health Systems in Transition: United Kingdom 17 (5).

Wikeley, N. J.; Ogus, A. I. (2002): The law of social security. 5th ed. London: Butterworths. Online verfügbar unter http://www.loc.gov/catdir/enhancements/fy0637/2005272854-d.html.

Williams, Lea (2013): Public health supplement to the NHS Constitution. Unter Mitarbeit von Public Health England und Local Government Association. Department of Health. Online verfügbar unter https://www.gov.uk/government/uploads/system/uploads/attachment_data/file/473475/NHS_Constitution-PublicHealthSupp.pdf, zuletzt aktualisiert am 01.03.2013, zuletzt geprüft am 29.03.2016.

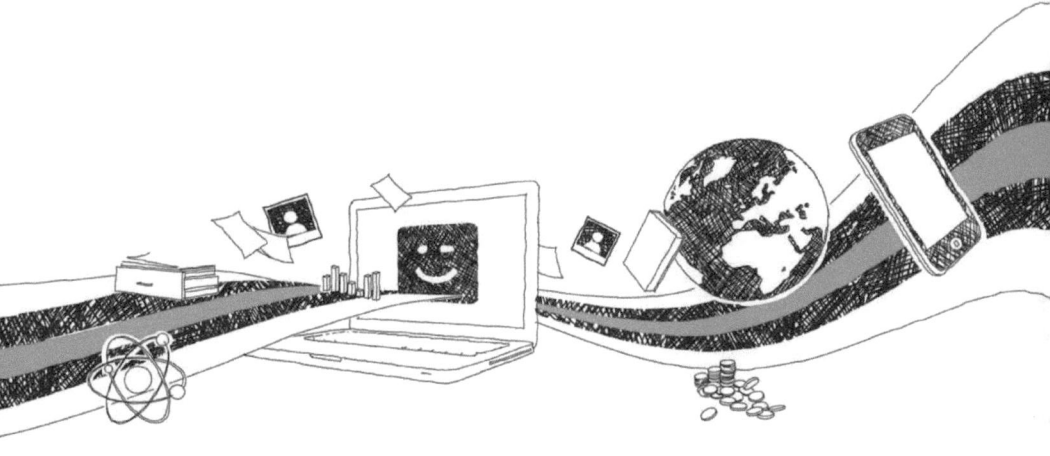
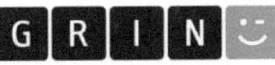